JOSEPH SERRE

Le Livre d'une Mère

LIBRAIRIE CATHOLIQUE EMMANUEL VITTE

LYON
3, place Bellecour, 3

PARIS
14, rue de l'Abbaye (VIe)

1906

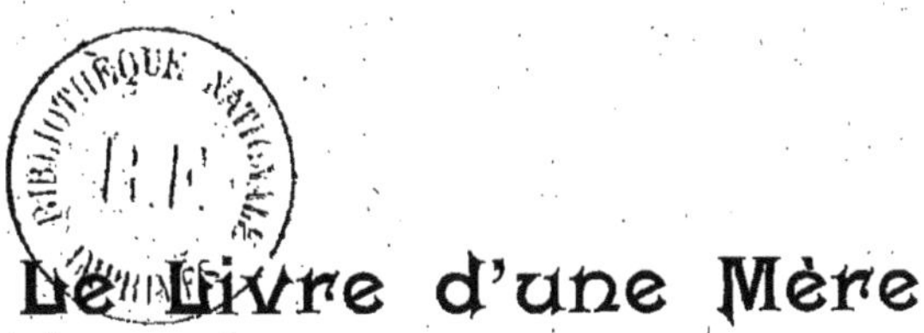

Le Livre d'une Mère

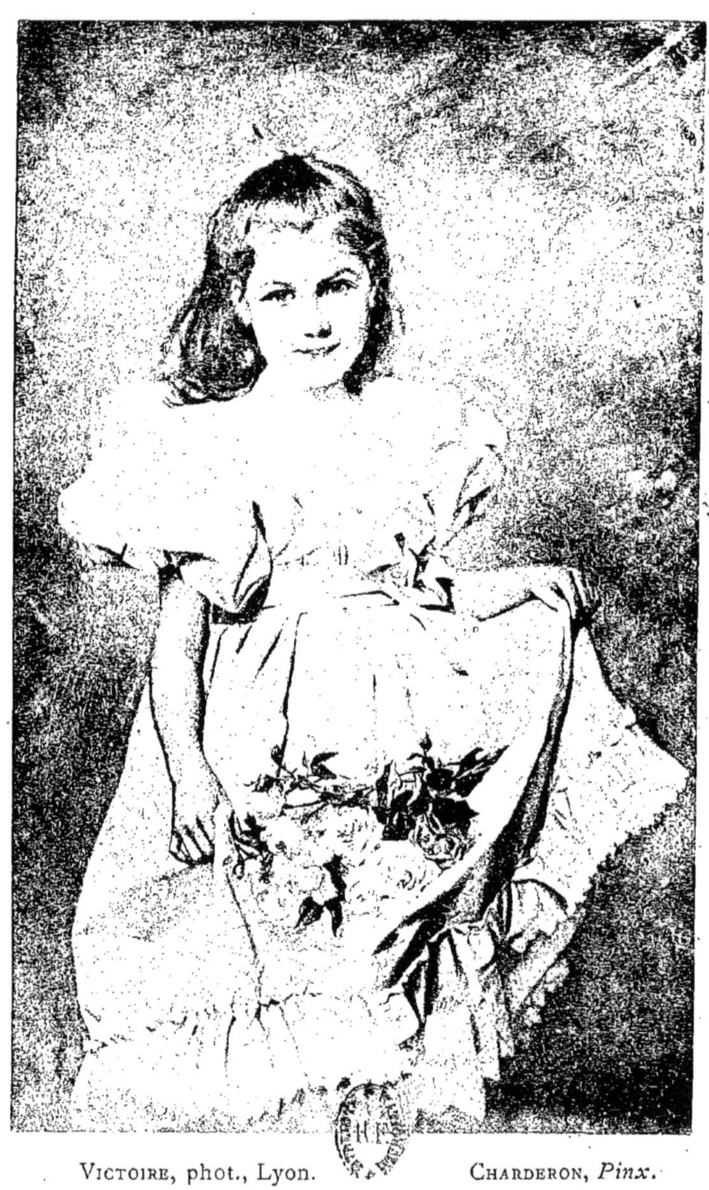

VICTOIRE, phot., Lyon. CHARDERON, *Pinx.*

DÉPOSÉ

JOSEPH SERRE

Le Livre d'une Mère

LIBRAIRIE CATHOLIQUE EMMANUEL VITTE

LYON
3, place Bellecour, 3

PARIS
14, rue de l'Abbaye (VIe)

1906

A

M. ET Mme PIERRE CARTIER

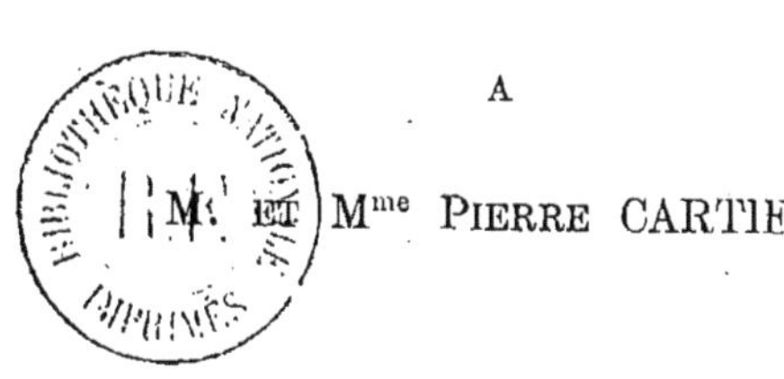

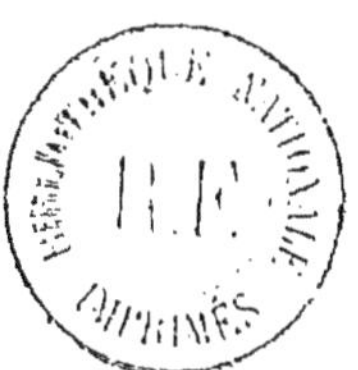

L'originalité de ce livre est de n'être point de la poésie, mais de la réalité.

Ayant rencontré sur mon chemin, dans un exemple vivant, le phénomène de la douleur terrestre la plus intense transfigurée par la joie céleste la plus sereine, — une physionomie de mère désolée et radieuse, — je me suis borné à la simple notation, musicale et chantante, d'un état d'âme. Il s'en dégage une démonstration par la vie (qui est le plus fort des arguments philosophiques) de la puissance, de la beauté et, par conséquent, de la vérité de la Foi.

Je dédie ces pages à toutes les mères orphelines, à toutes les âmes qui connaissent les deux plus grands trésors de ce monde : la souffrance et l'amour.

Que *la petite Vierge aux Roses*, qui est le vrai poète de ce livre, y répande sa grâce et son baume sur plus d'un cœur brisé, — réalisant ainsi le vœu de sa mère : « Qu'elle fasse du bien après sa mort ! »

H Heureuse et gazouillante ainsi qu'un bel oiseau,
E Elle était fleur aussi, corolle épanouie.
N N'en avez-vous point l'âme encor toute éblouie,
R Rayonnante et joyeuse, ô mère, — et ce berceau
I Il est dans votre cœur, elle y vit, c'est sa crèche.
E Et tandis qu'elle dort en ce nid tendre et pur
T Toujours petite, — aux cieux bien loin du monde obscur
T Trône un bleu séraphin dans une splendeur fraîche.
E Et vos yeux constamment vont du nid à l'azur.

L'Enfant.

*

Fraîche, la mine émerveillée
De quelque songe gracieux,
Elle est là, vivante, éveillée,
Et sa prunelle ensoleillée
A le lointain profond des cieux.

On dirait que le Ciel lui-même,
Le grand ciel bleu, le grand ciel pur,
Pour vêtir cette âme qu'il aime,
A, sous notre ciel terne et blême,
Taillé sa robe en son azur (1).

Et voici que des anges roses,
Invisibles pour nos douleurs,
Lui font « le miracle des roses »,
Car, au creux de sa robe écloses,
Comme en leur nid, dorment des fleurs.

(1) Dans l'original du portrait, l'enfant est vêtue de bleu.

Mais sa douce candeur l'ignore,
Ou son innocence en sourit.
Et les beaux anges de l'aurore
Ont fui, trouvant plus belle encore
Sa candeur que tout leur esprit.

Non, Mère, ils ne l'ont point cueillie :
Son regard vous sourit toujours.
Par l'amour céleste envahie,
Elle est là, fraîche et recueillie,
Et vivante comme aux beaux jours.

Mais jadis son âme enserrée
Dans l'étui charmant de son corps
N'avait point la joie enivrée
De cette immensité dorée
Où son aile a pris ses essors !

Dans les profondeurs de votre âme,
Où ses bras ne pouvaient aller,
Vous sentez son baiser de flamme,
Et son doux cœur comme un dictame
Dans votre cœur peut s'exhaler.

Son âme au sein du Dieu qu'elle aime
Est plus près de ceux qu'elle aima.
Elle est plus intime à vous-même
Qu'au jour où de votre chair même
Dieu qui la fit vous la donna.

N'importe : il manque quelque chose
A la douce enfant : c'est la voix.
Comme dans sa robe la rose,
Il faut que la parole éclose
A sa lèvre, comme autrefois !

Son dernier mot ne put s'entendre.
Il éclatera plus joyeux
Dans sa musique fraîche et tendre...
Mais hélas ! il est dur d'attendre :
Les anges ne parlent qu'aux cieux.

Février 1903.

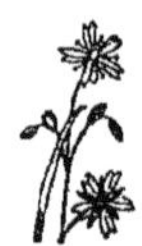

Toujours petit, toujours joyeux.

·✱·

Le doux rêve d'un cœur de mère,
C'est de garder *toujours joyeux*,
Toujours petit — folle chimère! —
L'enfant blond qui lui vient des cieux.

D'un cœur de mère le doux rêve
Ce serait que le doigt du Temps
Jamais ne retouche ou n'achève
Même en fruits ces fleurs de printemps.

Ce serait que le souffle rose
D'un mois de mai tombé du ciel
N'entr'ouvrît ces boutons de rose
Qu'un matin... qui fût éternel!

Le vœu qui de son cœur s'élance
Pour son ange, aux pieds du Seigneur,
C'est l'éternité d'innocence
Dans l'éternité de bonheur.

Et Dieu sourit quand il l'écoute
De ce beau songe se leurrer,
Mais ne l'exauce point, — sans doute
Pour ne pas la faire pleurer.

Car en ce monde où s'enfuit l'heure
Et pour qui le ciel est trop beau,
Il faut que l'idéal se pleure !
Tout « paradis » est un « tombeau ».

C'est pourquoi Dieu sourit tout triste
De ces jolis rêves d'un jour.
... Mais quelquefois la mère insiste
Et supplie avec *trop* d'amour.

Alors Dieu cède à la chimère,
L'ange éclôt au printemps des cieux.
. . . .
Et l'enfant sourit à sa mère,
« *Toujours petit, toujours joyeux* ».

Avril 1903.

Tombe ou Berceau.

·✳·

Au marbre, blanc comme un baptême,
Blanc comme une vierge qui dort,
On avait sculpté le poème,
Le doux poème de sa mort.

De sa mort? Non : de son sourire
Entre deux longs baisers de miel.
Car celui de sa mère expire
A celui de Dieu dans le ciel.

Et les deux déjà sur la terre
S'étaient joints dans ce dernier jour
Où Jésus, tout près de sa mère,
Lui donna le baiser d'amour.

De sa lèvre pâle et ravie
Elle avait goûté le Seigneur.
Et le doux soupir de sa vie
S'est exhalé dans ce bonheur.

De sa Communion première
Son lit tout blanc fut l'humble autel.
Et son dernier soir de la terre
Fut son premier matin du ciel.

C'est pourquoi, loin de l'if morose,
Sa tombe, où vient chanter l'oiseau,
Est fraiche aux yeux comme une rose
Et candide comme un berceau.

Et la douce croix, svelte et pure,
Qui s'y dresse en blanc souvenir,
Semble l'annonce et la figure
D'un jeune ange qui va venir.

Chaste, elle émerge de la tombe,
Comme un lis de marbre éclatant.
L'artiste y sculpta la colombe
Qui des fleurs s'envole en chantant.

Au socle, une tige brisée,
Comme au fer tranchant du labour;
D'où tombent, perles de rosée,
De doux vers de grâce et d'amour.

Plus haut, c'est la Cène sacrée;
C'est la revanche sur la mort,
L'extase de l'âme enivrée
Qui sur le cœur d'un Dieu s'endort.

Il lui dit le mot du mystère,
Dans ce baiser silencieux.
Et le lis brisé de la terre
Devient la colombe des cieux.

Douces tombes, c'est dans vos *crèches*
Que naissent les anges de Dieu.
Oh ! qu'ici les roses sont fraîches !
Là-haut comme le ciel est bleu !

Quand douloureusement heureuse,
Orpheline de son enfant,
La mère en cette *crèche* ombreuse
Engendre un séraphin vivant,

A genoux sur la fosse noire
Que le Paradis vient dorer,
La mère, à demi dans la gloire,
Va-t-elle sourire ou pleurer?

Ici les douleurs sont écloses
En céleste jardin de fleurs ;
Les perles qu'on voit sur ces roses
Est-ce la rosée, ou des pleurs?

Ils sont plus doux que la rosée
Les pleurs de l'amour qui sourit,
Les parfums de l'âme brisée
Par la main du Dieu qui guérit.

Et sur cette tombe enfantine
J'admirai la main du Seigneur,
Qui d'une cruauté divine
A su faire un divin bonheur.

Et la Croix vers le Ciel immense
Emporta mon âme et mes yeux.
La terre est un champ de semence ;
Le sépulcre est le nid des cieux.

C'est l'humble et sombre chrysalide
D'où s'envole au printemps béni,
Vêtu d'or et d'azur splendide
Le papillon de l'Infini.

Mais soudain mon regard sur terre
Ramenant mon cœur qui priait,
J'aperçus dans son frais parterre
La fillette qui souriait.

Elle avait sa robe d'enfance,
Pleine des fleurs du Ciel serein,
Foi, candeur, amour, innocence,
Me les offrant dans leur écrin.

Cachant ses ailes de colombe,
Elle visitait les *berceaux;*
Et sa main semait sur sa tombe
Du grain pour les petits oiseaux (1).

15 novembre 1903.

(1) Par une délicate attention de la mère, du grain est semé sur la tombe de l'enfant, dont l'image est parmi les fleurs.

Les Roses de l'Ange.

·⁂·

Dans ma chambre aux deux portes closes,
En plein hiver brilla soudain
La splendeur d'un bouquet de roses
Aux fraîches pourpres de satin.

D'où tombaient-elles ? Je l'ignore.
Au mois brumeux des Chandeleurs,
Nos froids soleils sont sans aurore
Et nos jardins n'ont pas de fleurs.

Je m'approchai de ce mystère,
De ce charmant surnaturel.
Le vase était bien de la terre,
Mais les roses semblaient du ciel.

Et voici que sur l'une d'elles,
Un délicat papillon blanc,
D'un vague frémissement d'ailes
Fixa soudain mon œil tremblant.

Mais touchant du doigt cet étrange
Papillon céleste, je vis
Que c'était la carte d'un ange,
D'un jeune ange du paradis.

En ce monde où la fleur ne brille
Qu'un instant, puis s'envole oiseau,
Jadis une petite fille
Naissait dans un tendre berceau.

Comme une rose se déploie,
Elle grandit sous le ciel pur.
Toute sa vie était de joie,
Toute sa robe était d'azur.

Et la paupière maternelle
Voyait le doux soleil de Dieu
Dans les rayons de sa prunelle,
Et dans sa robe le ciel bleu.

O mères, comme les rosées
Pendent leur perle aux cils des fleurs,
Autour de ces têtes frisées
Vos cœurs tremblent, comme des pleurs.

Mais là les perles sont profondes,
Comme l'océan et l'amour !
O Dieu, vous suspendez des mondes
A ces frais calices d'un jour !...

Un soir la tige fut coupée
Pour la grande fête du ciel...
Et je frissonne au coup d'épée
Qui fendit le cœur maternel.

Que faites-vous du sang des mères
Dans vos creusets mystérieux,
Vous qui de nos fleurs éphémères
Faites les anges de vos cieux ?

Moi qui ne suis qu'un vil poète,
Si je rencontre une douleur,
Sur sa route noire et muette
Je sème un vers, un chant du cœur ;

Je compose un peu d'harmonie,
J'élabore un peu de parfum,
Pour embaumer cette agonie,
Pour fleurir cet espoir défunt.

Telles les strophes d'hier écloses
Que pour la mère je cueillis
Toutes fraiches parmi les roses
De la robe bleue aux doux plis.

Et voilà qu'en céleste échange
De ces quelques vers gracieux,
Je reçois ce « merci » de l'ange :
Des roses me tombent des cieux !

Que faites-vous des pleurs des mères,
O Seigneur, et de nos douleurs,
Si pour quelques strophes légères
Les anges me jettent des fleurs ?

Oh ! sous vos croix, dans vos désastres,
Souffrants ! croyez qu'aux cieux vermeils
Tous vos poids divins sont des astres,
Et tous vos deuils sont des soleils !

Dieu de ses coups fait des caresses ;
Les grandes eaux de la douleur
Vont grossir les torrents d'ivresses
Sur les montagnes du Bonheur.

Dans les purs jardins de délices
Où volent nos espoirs défunts,
Les calices des sacrifices
Sont les calices des parfums.

La pauvre mère que Dieu sèvre,
L'âme aimante qu'il vient briser,
Sont les heureuses dont la lèvre
Boira l'extase du baiser.

Lui-même, dans notre ombre noire,
Le Christ aux affronts se courbait :
Car le Roi d'éternelle gloire
Devait mourir sur un gibet.

Gloire ou joie est la fleur divine
Qui des souffrances fait son miel.
Ici-bas la main tient l'épine
Dont la corolle embaume au ciel.

Et l'ange « Espoir » aux ailes roses,
Sur les nuits de ce monde obscur
Penche éternellement les roses
De sa fraîche robe d'azur.

Février 1903.

21 Février 1904.

·⁂·

Elle *aurait* quinze ans, la pauvrette !
Dieu faucha ses onze printemps.
Pourtant, ce soir, l'air presque en fête,
Sa mère a dit : « Elle *a* quinze ans ».

Car pour son cœur elle est vivante !
Comme au jour où dans le chemin,
Le long des grands quais, triomphante,
Elle la tenait par la main.

A son cou s'enroulent encore
Les jolis bras frêles et doux,
Comme aux jours où, rayon d'aurore,
Elle dansait sur ses genoux.

Toujours cet ange la regarde,
Blotti sur le sein maternel.
Dieu l'appela, mais il s'attarde.
N'est-il point — sur sa mère — au Ciel ?

Toujours la belle enfant qui joue
S'approche, ô mère, et vient poser
Sa lèvre en fleur sur votre joue
Et le miel divin du baiser.

Oh ! pour y dormir, fraîche et rose,
Pour y revivre en sa candeur,
Elle a sa douce chambre close ;
Et cette chambre est votre cœur.

Là dans ce sanctuaire intime
D'amour et d'évocation,
Parfois j'entre, et, faveur sublime,
J'assiste à l'apparition.

Non, vraiment, ce n'est point un rêve :
Elle est là, vivante, et sourit (1).
Un joli ciel tendre se lève
En son doux regard plein d'esprit.

C'est bien elle. Fraîche féerie !
Qui donc là-haut, mignonne, dis,
Autorise l'espièglerie
De ces fugues du Paradis ?

(1) Allusion au portrait, qui m'apparaît ici comme l'extériorisation de l'idéal qui vit au cœur de la mère, et que le peintre a su si divinement fixer, *évoquer*.

Tu souris, petite âme aimante,
De jouer, sans faire au Ciel tort,
Cette farce exquise et charmante
A la grande faux de la Mort ;

D'adoucir sa loi trop amère
De ce « correctif » rose et bleu,
Et d'être encor près de ta mère
Tout en étant près du bon Dieu.

Tu souris, belle âme naïve,
D'être en même temps pour nos cœurs
L'humble agnelle blanche et craintive
Et l'archange dans les hauteurs.

Aux jolis oiseaux bleus qu'il garde
Dieu parfois laisse — c'est tant mieux —
La porte ouverte par mégarde
De la grande cage des cieux.

Et comme nos cœurs aux chimères,
Comme les mouches d'or au miel,
Les enfants volent vers les mères
De la grande cage du Ciel.

Ils vont, mêlant comme un ramage
Tous leurs petits complots charmants.
L'étoile au loin suit leur sillage
Qui s'éparpille aux toits dormants.

Sur cette évasion mutine
Dieu ferme l'œil, Père attendri.
Mais à ton air, ange, on devine
Qu'il sait tout et qu'il a souri.

Il connaît le cœur d'une mère ;
Il sait bien, lui, le Dieu vivant,
Qu'elle a besoin, sur cette terre,
D'un ange qui soit son enfant ;

D'un être où tout le sien converge,
Où son cœur se mêle au ciel bleu,
Comme en ce Jésus dont la Vierge
Disait : C'est mon Fils et mon Dieu.

Vos enfants, s'il ose les prendre
Et broyer vos cœurs en lambeaux,
O mères, c'est pour vous les rendre
Plus divins, plus purs et plus beaux.

Le chérubin qu'il vous dérobe
Vous reviendra, je vous le dis,
Cachant dans les plis de sa robe
Quelque rose du Paradis.

Sa main, d'un geste plein de charmes,
Secouera sa fleur sur vos yeux,
Et vous vous sentirez pour larmes
La rosée exquise des cieux.

La douce enfant que vous rapporte
Un frais zéphir de l'au-delà,
Vous dira : « Mère, on me croit morte,
Je suis vivante et me voilà ».

De son magnifique sourire
Elle éblouira votre cœur ;
De l'épine qui vous déchire
Elle dira : voici la fleur.

. . . .

Vous m'avez révélé ces choses,
Mère de l'humble vierge aux lis,
De la petite vierge aux roses.
Sur vos lèvres je les cueillis ;

Et, tandis qu'en votre deuil sombre
Votre bonheur m'émerveillait,
J'apercevais soudain dans l'ombre
La fillette qui souriait.

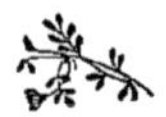

" Poétées ".

Sur l'un des ponts géants baignant leur arche au fleuve
Où la grande cité, comme un lion, s'abreuve,
Deux fillettes, parmi la foule des passants
Trottinaient. Dans l'éclat des ors éblouissants
Le soleil au déclin, comme un roi qui se couche,
Couvrait la ville en feu des pourpres de sa couche,
Avant de l'endormir dans le soir calme et doux.
Mais qui songe aux splendeurs que Dieu jette sur nous ?
Les passants s'en allaient aux comptoirs, aux guinguettes,
Aux affaires. Bébés pensifs, les deux fillettes
Seules parlaient du ciel, des nuages de feu,
De l'Occident tout rouge et de l'Orient bleu,
Et se montraient du bout de leur petit doigt rose
Les vitres qui flambaient dans cette apothéose,
Et le Bon Dieu là-haut dans le couchant doré.
Puis, rêvant, l'une dit : « Moi, vois-tu, je serai
Poète, et je ferai de belles poétées ! »

. . . .

Douces choses d'enfant, de la mère écoutées !
Petite âme où déjà l'idéal essayait
D'éclore sur la lèvre où le mot bégayait.

. . . .

... Elle a passé le pont jeté sur le grand fleuve
De la vie, et gagné le Ciel, la Cité neuve,
Eternellement teinte aux flots de pourpre et d'or
D'un soir d'aurore où l'Ange extasié s'endort !...
Elle a pris son essor, hirondelle choisie,
Là-haut, dans l'insondable et fraîche poésie,
Dans cet azur vivant dont notre ciel d'azur
Sur nos printemps d'un jour n'est qu'un vestige obscur;
Elle a fui pour ouvrir, loin de nos toits de planches,
Dans l'Idéal tout bleu ses ailes toutes blanches;
Et, tandis qu'elle est l'Ange au grand vol de condor,
Qui sème aux cieux ses chants comme des astres d'or, —
Sur terre, où les bébés roses font des potées
De sable, moi, l'enfant, je fais des « poétées ».

21 mars 1903

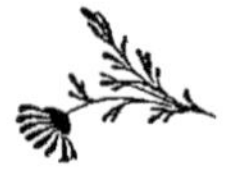

La petite Vierge aux Roses.

·✳·

J'ai ma sainte, fraîche et gentille,
Mon apôtre et mon orateur,
Et c'est une petite fille
Morte à dix ans dans sa candeur.

Elle prêche, douce colombe,
En style de fleur et d'oiseau,
Que le berceau n'est qu'une tombe,
Mais que la tombe est un berceau.

Elle n'est point morte, elle est née
Au grand ciel d'or, au grand ciel pur.
En sa prunelle illuminée
S'ouvrent des profondeurs d'azur.

Elle me dit les fleurs écloses
Dans les printemps du paradis.
Son doux geste me tend les roses
Que sa robe cache en ses plis.

Elle offre ses parfums d'enfance :
Des lis blancs coupés le matin;
L'amour bleu, la fraîche innocence,
Toutes les fleurs de son jardin.

Mais hélas ! elles sont trop belles,
Et je sens ma main défaillir !
Cette flore exquise a des ailes :
Nos doigts ne peuvent la cueillir.

Ce sont les édelweiss des anges,
Qui ne fleurissent point pour nous.
O Seigneur, nous avons les fanges,
Et les étoiles sont à vous !

D'incommensurables abîmes
Semblent séparer pour jamais
De vos astres nos pieds infimes
Et nos bas-fonds de vos sommets.

Vous n'avez point fait pour la boue
De nos cœurs obscurs et charnels
La lumière d'or qui se joue
Au front des soleils éternels !...

. . . .

Mais tandis qu'exhalant sa plainte
Ma chair blasphème mon esprit,
Tout à coup ma petite sainte
M'apparaît. Son œil me sourit.

Dans sa fraîche robe azurée,
Doux lambeau du firmament bleu,
S'épanouit la fleur pourprée,
La rose des jardins de Dieu.

La vierge, *c'est « du ciel plus tendre » :*
Plus douce quand elle est l'enfant!
De l'enfance on peut tout attendre.
Car le faible est le triomphant.

L'enfant dans son petit bras frêle
Prend l'homme, qui résiste peu.
Et la grâce de sa prunelle
Est sœur de la force de Dieu.

Dans les boucles d'or de ses tresses,
Dans sa menotte rose, il a
Plus de puissance et de caresses
Que Samson et que Dalila.

Comme un géant arrache un arbre
Il ébranle l'homme, et l'on voit
Nos orgueils, nos piliers de marbre
Qui croûlent sous son petit doigt.

Au fracas de foudres qui gronde
Sur le Sinaï triomphant
Dieu n'ayant pu vaincre le monde,
Dieu — pour régner — se fit Enfant.

Et cette Crèche, c'est la cime
Où l'homme se prosterne enfin.
Cet Enfant c'est Dieu plus sublime ;
Cet Enfant c'est Dieu plus divin !...

. . . .

Et ma douce sainte regarde
Mon cœur vil qui rêve à l'écart,
Et je sens la flèche que darde
La candeur de son bleu regard.

Œil si pur, que rien ne l'offense !
Le Ciel qu'elle vient de piller,
M'offre encor ses fleurs d'innocence
Dans les plis de son tablier.

Je refuse, mais elle insiste ;
La vierge sourit au pécheur ;
Et, de ce qu'elle n'est point triste,
Je sens dans l'âme une fraîcheur.

Car le Terrible s'est fait tendre.
Elle semble, sans embarras,
Tenir, exprès pour me le tendre,
L'Infini dans ses petits bras.

La grandeur se fait grâce en elle,
Dieu dore ses cheveux vermeils;
Je cueille aux cils de sa prunelle
Les lueurs des lointains soleils !

Elle prêche par son sourire,
Comme le Christ par ses douleurs.
Du Tout-Puissant prêt à maudire
Ici la foudre éclate en fleurs

Les astres d'or qui sous leur voiles
Scintillent, loin du cœur obscur,
Elle les a, bouquet d'étoiles,
Pris dans son doux filet d'azur.

Et, sans le savoir, pure et belle,
Elle offre son trésor divin.
Et le Dieu qui se cache en elle
N'a point fait son sourire en vain.

Elle dit, dans sa langue intime,
Dans son frais parler caressant,
Qu'il est simple d'être sublime
Et qu'il est doux d'être innocent.

Amour, espoir, candeur bénie,
Ainsi ma sainte aux yeux de miel,
Mieux que l'apôtre et le génie,
En souriant prêche le Ciel.

Et toutes ces fraicheurs écloses
Entrent dans nos cœurs abattus,
Où la petite Vierge aux roses
Fait *le miracle des Vertus.*

Mars 1903.

La petite Fête-Dieu

OU

L'ENVOI D'UNE ROSE BLANCHE

⁂

à H. C.

« Puisque c'est la Fête de Dieu,
C'est aussi la fête des anges.
Ce matin, dans l'air tiède et bleu,
Mon bouton écarta ses langes.

Et le grand astre étincelant
Qui venait de me faire éclore,
Vint pleurer sur mon cœur tremblant
Quelques fraîches larmes d'aurore.

Un passant me vit belle ainsi :
Ma frêle tige fut tranchée;
N'est-ce point de la sorte aussi
Que la main de Dieu t'a fauchée ?

Petite vierge, c'est pour toi
Que je viens de quitter ma branche.
Fleur, tu fus rose comme moi ;
Comme toi, je suis toute blanche.

Puisqu'un matin peut me flétrir,
Que ton regard soit mon aurore !
Sous les yeux d'un ange mourir
C'est presque aussi doux que d'éclore.

En robe de pourpre au Saint Lieu
Mes sœurs s'effeuilleront dimanche ;
Pour ta petite Fête-Dieu
Que je meure ici, toute blanche ! »

Une rose.

Juin 1904.

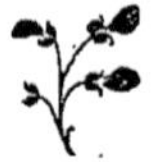

Dans les Alpes.

*

Parmi les merveilles des cimes,
Des glaciers, des lacs, des menhirs,
Un doux ange aux ailes intimes
Dort au nid de mes souvenirs.

Parfois, sur les pics, il s'éveille.
J'aime sa grâce en leur grandeur.
Il me faut la double merveille :
La *Grâce* est sœur de la *Splendeur !*

Sœur cadette qui s'extasie
Et sautille au bord du chemin.
Toutes deux, dans la Poésie,
En chantant se donnent la main.

Le roc orgueilleux dont la crête
Mord les cieux de ses dents d'acier,
Est content quand la bergerette
Paît sa chèvre au pied du glacier.

Le ravin chérit la présence
De la fleurette du bon Dieu ;
La neige est sœur de l'innocence ;
Et l'infini du ciel est bleu.

La cime blanche est une vierge
Communiante sous l'azur.
L'aiguille de glace est un cierge.
Comme un enfant le ciel est pur.

Tandis qu'en leurs orbes splendides
L'Astre emporte ses mondes lourds,
Il baigne de rayons candides
Les chastes mousses de velours.

Et sans bruit faisant sa cueillette
Dans les grands bois mouillés de pleurs,
La Nature, fraîche fillette,
Rit, son tablier plein de fleurs.

La Clusaz (Haute-Savoie), 24 août 1904.

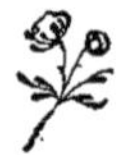

La Noce angélique.

·⁂·

8-15 novembre 1904.

Puisque c'est aujourd'hui l'octave
De ce doux mariage humain (1),
Je songe à la fête suave
D'un autre baiser plus divin.

Frêle créature ravie,
Sa lèvre encor fleurant le miel,
Loin des automnes de la vie,
Pour le chaste printemps du Ciel.

L'œil ému pleure : c'est la tombe,
C'est le bec sanglant du vautour.
La Foi chante : c'est la colombe,
Dans la fraîche saison d'amour.

C'est novembre. La terre est dure.
L'ange dort au caveau fermé.
« C'est l'hiver », gémit la Nature.
La Foi chante : « Avril embaumé ! »

(1) Un mariage avait eu lieu dans la famille huit jours avant la date anniversaire de la mort d'Henriette.

Dans le nid de fleurs de ta mère,
Douce vierge, tu gazouillais.
Un jour, un jeune dieu sur terre
Te désira pour son palais.

Son palais était plus splendide
Et ses jardins plus merveilleux
Que châteaux d'Espagne ou d'Armide
Dans les grands récits fabuleux.

Mais il avait vu si jolie
Ton âme au limpide trésor,
Qu'il te voulut, douce folie,
Près de lui, sur son trône d'or.

Car ce roi de magnificence,
A qui les astres font la cour,
Ne veut la gloire et la puissance
Que pour l'Innocence et l'Amour.

Le jour de la noce immortelle
Tu vis dans tes bras caressants
Ce divin Fiancé fidèle,
Qui t'attendait depuis dix ans.

Rappelez-vous ces douces choses,
O mère, et leur baiser tremblant,
Le banquet céleste et les roses
Et le lit nuptial tout blanc.

Pour son roi vous la fîtes belle.
— « Qu'aimes-tu le mieux ? » disiez-vous.
— « Lui d'abord », vous murmurait-elle.
Votre cœur n'était point jaloux.

Et puis, le soir du mariage,
Vers de beaux pays inconnus
Ils ont fui dans un doux voyage.
. . . .
Mais ils n'en sont point revenus.

L'Enfant rendue.

·✳·

Le Bon Dieu jaloux, la voyant si belle
Dans sa robe bleue, avec son œil pur
Et ses doux bras d'ange où tremblait une aile,
L'enleva là-haut, fauvette au vol frêle,
Dans son ciel d'azur.

C'est l'Aigle d'amour qui plane et qui tombe
Sur l'agnelet blanc, sur l'oiseau chanteur.
Enlèvement rose et bleu de la tombe!...
Elle s'ébattait, joyeuse colombe.
Vint le ravisseur.

Il vous l'arracha, pauvre âme brisée.
Ah! si Dieu cueillait le petit enfant
N'importe où, dans l'herbe ou dans la rosée...
Mais dans vos bras, mère!... audace insensée!
Sur ce cœur qu'il fend!...

Mais un Dieu guérit les cœurs qu'un Dieu broie.
Il sait les sentiers de l'agneau perdu.
L'enfant qu'il a pris, ange il le renvoie.
Et je le vois bien, mère, à votre joie
Qu'il vous l'a rendu.

Innocence exquise, ô charme suprême!
Certes, je comprends qu'un Dieu soit jaloux.
Il donne son ciel à l'enfant qu'il aime.
Puis il verse alors son ciel en vous-même
Et votre ange en vous.

Et vous le portez, mère, dans votre âme,
Mieux qu'entre vos bras, mieux qu'en votre sein.
Et sentant soudain son baiser de flamme,
Vous criez : « Merci! » trop heureuse femme
Au Dieu trois fois saint.

Mais pour compléter la douce présence
Réelle au seul cœur, invisible aux yeux,
Voici que sa forme exquise, en silence
Dans l'or et l'azur s'incarne et s'élance,
Fraîche comme aux cieux.

Sans doute une fée, experte en magie,
De son art divin broya les couleurs (1).
Son pinceau de rêve et de nostalgie
A ressuscité ta pure effigie,
Douce vierge aux fleurs!

(1) Mlle Chardeton, le peintre lyonnais bien connu.

La parole manque à ta lèvre éclose.
Mais la poésie, abeille du ciel,
Oiseau délicat, voltige et s'y pose.
Et ton doux langage est la chanson rose,
Le rayon de miel.

Ainsi, dans sa grâce et dans sa lumière,
Dans son âme aimante et sa fraîche voix,
Ainsi, pour charmer votre cœur, ô mère,
Nous vous la rendons, vive et tout entière,
Dieu, la fée et moi.

Mars 1904.

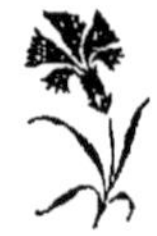

Les Deux Voix.

Bien que nos âmes sœurs semblent parfois jumelles,
D'où vient que moi je tremble et que vous souriez
Quand notre esprit s'élève aux choses éternelles
Ou se heurte à la tombe entr'ouverte à nos pieds?

D'où vient qu'au bord du gouffre où j'aspire un vertige,
Où mon effroi pensif crispe son pas tremblant,
Votre heureuse espérance en l'air léger voltige
Ainsi qu'une hirondelle aux parois du Mont-Blanc?

D'où vient que je m'assieds sur le sentier céleste
Le cœur comme hanté d'un précipice noir,
Quand votre confiance à l'élan vif et leste
Court, chamoise légère, au pic bleu de l'espoir?

C'est qu'aux flancs du mont sublime
Que nous gravissons des yeux,
Je me penche et vois l'abîme,
Quand vous contemplez la cime,
Quand vous contemplez les cieux.

C'est que les hommes sont frêles
Sur ces chemins mal frayés
Dans les neiges éternelles;
C'est que vous avez des ailes,
Tandis que l'homme a des pieds

C'est qu'en ce vil monde étrange
Je crains tout, le froid, le chaud,
Et la poussière et la fange;
Mais vous, vous avez un ange
Qui vous fait signe là-haut.

C'est que m'arrêtant dans l'ombre
De mes péchés, vil mortel,
Je m'épouvante à leur nombre;
C'est que je vois l'enfer sombre,
Quand vous regardez le ciel.

C'est que vous voyez la crèche
Où la Vierge se courbait
Sur la tête blonde et fraîche;
C'est que vous voyez la crèche
Et moi les clous du gibet.

. . . .

Ainsi dans le salon tranquille et que préside
Le portrait radieux de votre ange envolé,
Nous croisons nos esprits sous son regard limpide,
Doux témoin qui sourit quand sa mère a parlé.

Et mon cœur rassuré n'ose vous contredire :
C'est le deuil et la mort qui me prêchent l'espoir!
Mon effroi s'illumine à leur double sourire :
Le ciel serait-il bleu, si Dieu même était noir?

Et cependant, tandis que votre ange en nos ombres
M'offre sa flore exquise et son regard charmeur,
J'entrevois par la vitre, au-dessus des toits sombres,
Pâlir une croix d'or dans le soir lent qui meurt.

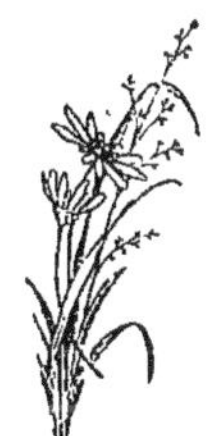

Le Vrai Poète.

·※·

Votre plus grand poète et celui que j'admire
N'a sans doute en ses mains ni le luth ni la lyre ;
Il ne fait pas de vers, et me laisse le jeu
De chercher dans les bois quelque rime à *ciel bleu ;*
Il ne se livre point à cette acrobatie
Que trop facilement l'on nomme *poésie*,
Tour de grâce, art de clown exquis, délicieux,
Qui fait sa pirouette et danse dans les cieux.
Non : mais tous les matins, qu'il pleuve, neige, ou vente,
Que l'heure ou la saison soit gaie ou décevante,
Il va, vous ayant mis son baiser sur le front,
A l'éternel *bureau* par le *tram* le plus prompt.
Et tout le jour là-bas, dans quelque usine grise,
Tandis que l'été brille au ciel ou que la brise
Berce aux jardins de mai la fleur, rose encensoir,
Il fait des chiffres, lui, des chiffres jusqu'au soir.
C'est pour vous. Brin à brin, comme l'oiseau fidèle,
Il travaille. C'est pour le nid. Il sent votre aile.
Comme le bœuf sublime il creuse son sillon
Dans le champ dont votre âme est le frais papillon.
Epine par épine, en son ombre, il compose
La tige du rosier dont vous êtes la rose,

Les rayons de la ruche où vous êtes le miel.
Et, vraiment, qu'un poète est superficiel,
Versificateur maigre et rimeur sans étoffe,
Devant ce grand poème où le vers et la strophe
Sont, de l'aube au couchant, tous les labeurs du jour,
Sont le cœur et l'esprit, sont la vie et l'amour !

Voilà votre Virgile et voilà votre Homère.
Vous en avez encore un plus grand, pauvre mère ;
Il chante aux cieux parmi les anges du Seigneur.

Mais le plus grand de tous est encor votre cœur.

Mars 1904.

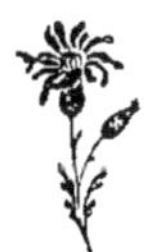

Votre Prédicateur.

·⁕·

Quoi ? vous-même épouvantée ?
Quel *sort*, quel cauchemar fou
Vous a donc ainsi hantée ?
O mère, vous venez d'où ?

Vous oubliez que votre âme
Est faite d'un saphir bleu !...
Vous venez pourtant, Madame,
De la maison du bon Dieu ;

Du sermon. Mais le ministre
Du Dieu d'amour et de paix
Crut devoir être sinistre,
Et vous damner à jamais.

Certes, point ne m'en étonne ;
Car le Dieu qui fit les fleurs,
Est aussi le Dieu qui tonne
Et gronde dans les hauteurs.

L'Agneau qui sur nos cœurs bêle
Est le Lion de Juda,
Et la Colombe éternelle
Est l'Aigle aussi du Sina.

La main qui parfume et dore
La rose et l'idéal bleu,
Est celle qui sur Gomorrhe
Jeta le soufre et le feu.

La main délicate et tendre
Qui veille aux œufs dans les nids,
Tient la foudre et broie en cendre
Les orgueils et les granits.

Mais aussi, l'Aigle est Colombe !
Le Terrible qui d'un heurt
Couche un titan dans la tombe,
Pour sauver un agneau meurt.

Sur vous jeter foudre et flamme,
Soufre et feu, tigre et vautour !. …
C'est comme si Dieu, Madame,
Parlait à Satan d'amour.

Vrai, j'en ai l'âme en déroute !
Mais, pour vous mettre aux enfers,
Ce bon prêtre aura sans doute
Mis sa calotte à l'envers !

On n'a jamais vu sur terre
Des chardons sur un rosier,
Et moi je ne vous vois guère
Grimaçant dans un brasier.

Cette hypothèse m'écrase ;
A choisir, je verrais mieux
Un Belzébuth en extase
Qui sourirait dans les cieux.

Quel bourreau coupant leurs ailes,
Brisant leur vol à grands coups,
Claustrerait les tourterelles
Dans les tanières des loups ?

— Mais aussi ; c'est votre faute.
Pourquoi n'écoutiez-vous pas
Sous le prêcheur à voix haute
Le Dieu qui parlait tout bas ?

Vous l'eussiez senti vous dire,
(Tandis que, pour notre effroi,
Le prêtre *devait* maudire) :
« Va, ceci n'est point pour toi. »

Dans son immense parole
Dieu dit le mot de chacun.
Il sait de chaque corolle
Et la teinte et le parfum.

Il ne dit point mêmes choses,
Ni du même son de voix,
Aux frêles boutons des roses,
Au chêne orgueilleux des bois.

Son souffle exquis s'harmonise
A la fleur comme au titan :
Il est, pour l'une, humble brise,
Il est, pour l'autre, ouragan.

Et quand vous avez, Madame,
(Luxe payé cher, Grand Dieu !)
Là, tout exprès pour votre âme,
Un doux prédicateur bleu,

Qu'en ses yeux vous pouvez lire,
Dormir dans ses bras ailés ;
Qu'il vous fait par son sourire
Un blasphème de trembler ;

Qu'allez-vous faire à nos prêches
Rougis d'enfer éternel,
Quand ses petites mains fraîches
Sont là, vous ouvrant le Ciel !

Carême 1904.

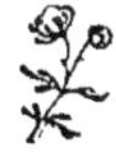

L'Ange et l'Oiseau.

·⁂·

Dans ma chambre, quand je m'éveille
Aux matins brumeux des jours froids,
J'ai pour mon âme et mon oreille
Deux gaîtés, deux charmes, deux voix.

A ma fenêtre, dans sa cage,
Un oiseau chante. Un doux portrait
De fillette morte au bel âge
A souri quand mon œil s'ouvrait.

Mais est-ce bien l'oiseau qui chante,
Ou n'est-ce point plutôt l'enfant?...
Elle a dans sa jupe innocente
Les fleurs d'un printemps triomphant.

Ces fleurs, qu'au ciel elle dérobe,
Elle les offre en leur fraîcheur.
Son regard, son geste et sa robe
Sont ingénus comme son cœur.

La voix de l'oiseau qui gazouille
M'évoque, dans les brouillards lourds
De la ville que l'hiver souille,
Les prés, les arbres, les beaux jours.

Dans ce monde où la vaste absence
De Dieu, met deuil, vice et laideur,
L'enfant blond me parle innocence,
Humble amour et fraîche candeur.

Chacun chante (pour que j'espère)
L'astre voilé mais éternel.
L'oiseau joyeux chante la terre,
Et l'ange enfui chante le ciel.

Ils chantent la saison future :
L'un dit le nid, l'orme touffu,
Les bois, le soleil, la nature;
L'autre, « ce que l'œil n'a point vu ».

Et moi j'écoute, dans ma cage,
Le double chant mystérieux.
L'oiseau c'est l'ange du bocage,
Et l'ange c'est l'oiseau des Cieux.

Les enfants sont des hirondelles
Qui s'envolent des frais berceaux;
Et la tombe leur fait des ailes,
Comme en fait le nid aux oiseaux.

La fillette m'offre ses roses,
L'oiseau ses trilles éclatants;
Et j'ouvre mes paupières closes
Dans ces doux rayons de printemps.

Et, sans voir les vitres glacées
Ni les brumes des noirs hivers,
De ces fleurs je fais des pensées;
De ces chansons je fais des vers.

Janvier 1904.

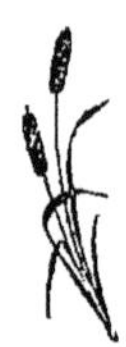

L'Age bleu.

·✳·

Le plus bel âge de la vie,
Celui qu'on voudrait éternel,
Fut le sien. Colombe ravie,
N'a-t-elle point cet âge au ciel ?

Il est beau le vieillard qui penche
Et s'incline à Dieu tout tremblant,
Couvert d'une neige aussi blanche
Que son grand aïeul le Mont Blanc.

Il est beau le héros qui tombe
A vingt ans, martyr indompté,
Et qu'on voit debout sur sa tombe,
Dans un geste d'éternité !

La mère est belle sur la crèche
De son petit enfant qui dort.
L'amour est doux. L'enfance est fraiche.
La vierge est pure. Et l'homme est fort.

Mais mon idéal de poète,
Ce n'est ni l'homme fort et dur,
Ni le vieillard courbant la tête,
Ni même la vierge au front pur.

Je redoute un peu cet Hercule,
L'homme ! et je le méprise un peu.
Car la force est un ridicule
De l'insecte humain devant Dieu.

Aux rodomontades chétives
De ce miséreux triomphant,
Je préfère, en leurs fois naïves,
La douce femme et l'humble enfant.

C'est un enfant, l'Amour qui blesse ;
C'est une femme, la Beauté.
Car rien n'est fort que la faiblesse,
Rien n'est grand que l'humilité.

Une Babel, vaste chimère,
Ne vaut pas l'amour maternel.
L'œuvre de l'homme est éphémère ;
Le féminin est éternel.

Mais la femme est trop fière encore,
Et sa faiblesse veut régner.
Elle a vu sa face d'aurore,
Et ne sait point la dédaigner.

A seize ans la vierge sereine
Répand sa troublante senteur ;
Mais déjà l'antique sirène
Siffle au flot bleu de sa candeur.

Déjà le poète la chante;
Elle a dépassé l'âge exquis
De la naïveté touchante,
Pour le ciel bleu des anges requis.

C'est que l'idéal n'a qu'une heure,
En ce monde où l'homme pécha.
Fixons-le vite avant qu'il meure!...
En la vierge il pâlit déjà!

Dans l'enfance, il bégaye à peine,
Naïf encor, mais point subtil.
L'âge exquis c'est l'heure incertaine,
Fleur de mai sur tige d'avril;

Age bleu qui mêle l'enfance
Et la jeunesse en un beau jour,
Où l'amour est de l'innocence,
Où l'innocence est de l'amour;

Heure où la rose humide encore,
Plissant sa robe au cœur pourpré,
Entr'ouvre son bouton d'aurore
Où nul insecte n'est entré;

Où l'âme, ange frais, se dégage
De sa chrysalide en haillons,
Sous un ciel encor sans nuage
Et déjà tout plein de rayons;

Heure où l'intelligence émerge,
Comme l'alouette au réveil ;
Où sur l'humble Eden encor vierge
Se lève le divin Soleil !

Et c'est l'heure où Jésus se penche
De son grand ciel éblouissant,
Et que dans l'âme toute blanche
Sous la blanche hostie il descend.

Oh ! loin du monde et de sa fièvre
Au ciel alors aller fleurir !...
Recevoir, pure, sur sa lèvre,
Le baiser divin... — et mourir !...

Mai 1903.

Le Rêve d'un Séraphin.

✳

Vous a-t-on raconté l'histoire
— (Un archange la dirait mieux) —
D'un Séraphin qui dans sa gloire
De l'homme un jour fut envieux ?
Dans les nuits d'azur engloutie
L'étoile est à l'ange immortel ;
Mais nous avons l'Eucharistie,
Et l'homme ainsi, l'homme a son ciel.

Plus d'un enfant, plus d'une vierge,
Blancs, l'hostie à la lèvre encor,
S'en sont allés, portant leur cierge,
Au pays des séraphins d'or.
Leur action de grâce agrandie
Venait dire en hymnes de miel
Les douceurs de l'Eucharistie
Que les anges n'ont point au Ciel.

Ils chantaient : « Trônes de lumière,
Puissances, Dominations,
Dans les plis de votre bannière
Flottent les constellations !

L'homme n'est qu'une ombre engloutie
Dans la nuit d'un exil mortel.
Mais nous avons l'Eucharistie
Que les anges n'ont point au ciel.

« Esprits sublimes, cour princière,
Ne méprisez point nos haillons.
L'homme n'est qu'un grain de poussière
Sous les pourpres de vos rayons ;
L'homme est un pauvre qui mendie
Nu sous votre luxe éternel !
Mais nous avons l'Eucharistie,
Que les anges n'ont point au ciel.

« A vos fronts rayonnent des gloires
Qui ne sont point faites pour nous ;
Mais Dieu cacha dans nos ciboires
De quoi nous consoler de vous.
Sa largesse est bien répartie :
Au plus souffrant le plus doux miel.
Et nous avons l'Eucharistie
Et les anges n'ont que le ciel !

« Amour, la folie est ta règle !
Tu nous as fait boire à ton vin.
L'ange vole plus haut que l'aigle ;
Nous dépassons le Séraphin !

L'humble, l'esclave qui mendie
Vient *manger son Dieu* sur l'autel !
Et nous avons l'Eucharistie
Que les anges n'ont point au ciel

« Elles sont plus douces, nos peines,
Que vos firmaments de splendeur,
Quand son sang coule dans nos veines,
Quand son cœur bat dans notre cœur !
Toute souffrance anéantie
Meurt dans un sourire immortel,
Au baiser de l'Eucharistie
Que les anges n'ont point au ciel !... »

. . . .

Or, un Séraphin magnifique
Ecoutait chanter ces enfants,
Ces vierges dont le pur cantique
Avait des frissons triomphants.
Soudain, dans sa sublime envie,
Il regretta d'être immortel.
Car nous avons l'Eucharistie :
Les anges ne l'ont point au ciel.

Son rêve entrevoyait la rive
D'un lointain bonheur inconnu,
Dont sa propre splendeur le prive,
Que l'œil de l'ange n'a point vu !

Merveille exquise et non sentie
Par son cœur trop haut d'immortel !
Car nous avons l'Eucharistie ;
Les anges ne l'ont point au ciel.

Dès lors, exilé dens sa gloire,
Nostalgique dans son bonheur,
Contemplant la terre humble et noire,
Le Séraphin dit au Seigneur :
« Sur la terre en l'ombre engloutie,
Que ne suis-je un pauvre mortel !...
Un enfant a l'Eucharistie
Que n'ont pas les anges du ciel... »

Le Dieu très doux de l'Evangile,
Qui quitta son ciel de saphir
Pour naître un jour dans notre argile,
Ne repoussa point ce désir.
Une femme fut avertie,
D'un frisson, tandis qu'à l'autel
Elle adorait l'Eucharistie
Que les anges n'ont point au ciel.

Cette femme, sainte et poète,
Rêvait d'un idéal très pur
Et très haut, de quelque ange en fête
Où *vivrait* son rêve d'azur.

Ardente, elle priait l'Hostie
Et s'oubliait devant l'autel.
L'idéal, c'est l'Eucharistie,
Dieu pour nos cœurs quittant son ciel.

. . . .

Et l'ange apparut sur la terre,
Dans un frais berceau de satin,
Comme une étoile de mystère
Dans l'azur léger du matin.
Une femme était là, ravie.
O cœur ! amour ! lait maternel !
La « Mère » est une « Eucharistie »
Que les anges n'ont point au ciel !

Qui vive ici ? — Fillette blonde.
Ce sera la vierge aux doux yeux.
La vierge est l'ange de ce monde,
Et l'ange est la vierge des cieux.
Dans sa blanche crèche blottie,
Sous l'ardent regard maternel,
Songe-t-elle à l'Eucharistie
Que les anges n'ont point au ciel ?...

Oui, l'amour sera sa chimère ;
Bientôt, se serrant contre un sein,
Elle dira : « Petite mère,
M'aimes-tu, dis ? M'aimes-tu bien ? »

Et la mère à son tour blottie
Sur ce doux cœur fleurant le miel,
Goûtera cette « eucharistie »
Cette manne d'amour du ciel.

L'enfant grandit, douce inconnue ;
L'ange perce sous son front pur ;
Sa fraîche prunelle ingénue
A des limpidités d'azur.
Comme au fond d'une onde attiédie
Scintille et luit l'astre éternel,
De loin ton aube, Eucharistie,
Sourit dans ce miroir du ciel.

En l'innocence de sa robe
Que plisse un geste gracieux,
Elle a des fleurs qu'elle dérobe
La nuit dans les jardins des cieux,
A l'heure où sa mère endormie
Près du berceau, joli noël,
Rêve au Dieu de l'Eucharistie
Par qui son ange vint du ciel.

Elle apporte d'exquises choses
Des grands cieux quittés, non perdus.
Et comme elle a cueilli les roses,
Elle récolte les vertus.

Au sentier joyeux de la vie
Elle va butinant son miel
Pour le Dieu de l'Eucharistie
A qui son cœur prépare un ciel.

Quand elle eut dressé dans son âme
Un reposoir, un « paradis »,
Un « tombeau » de fleurs et de flamme,
Alors, Jésus, tu descendis !...
... Mais dès qu'elle eut reçu l'hostie
L'enfant faiblit sous l'Immortel...
. . . .
Et mourant dans l'Eucharistie,
L'ange l'emporta dans le Ciel.

La Vierge Innocence.

*

Sur un tableau de Mlle Charderon.

L'Eden, m'a dit un Solitaire
Qui voyagea sous tous les cieux,
L'Eden est encor sur la terre,
Dans un désert mystérieux.

Nul ne soupçonne la présence.
De la séraphique Oasis,
Où, seule, la vierge Innocence
Respire et vit parmi les lis.

D'un lis blanc, quand l'ange à la verge
Chassa l'homme du jardin pur,
D'un lis blanc Dieu fit cette vierge
Qui l'a vu de ses yeux d'azur.

Elle en garde dans sa prunelle
L'éblouissement chaste et doux,
Et cette jeunesse éternelle
Que le Péché nous ôte à nous.

La fleur l'aime et dans ses bras tombe,
L'agneau bêle et rêve un baiser.
C'est dans sa main que la colombe
Du déluge vint se poser.

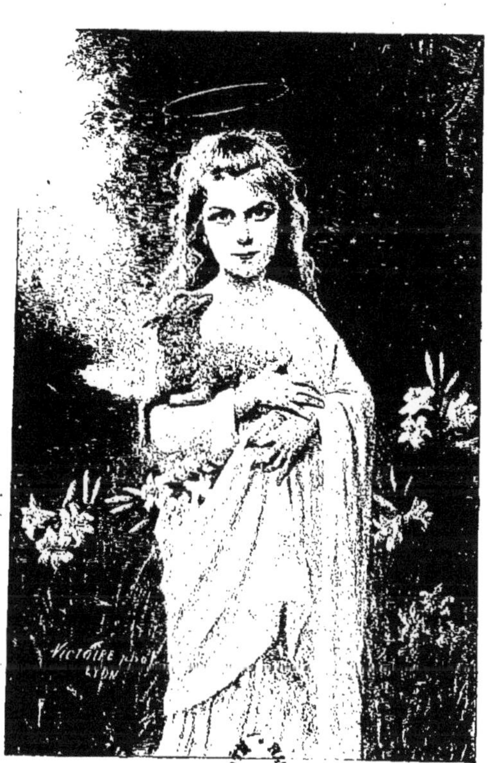

VICTOIRE, phot., Lyon. CHARDERON, *Pinx.*

DÉPOSÉ

Sans doute, caché dans les herbes
Ou dans les grands bois inconnus,
Quelque lion aux yeux superbes
Vient, le soir, lécher ses pieds nus.

Toute la nature l'encense,
Elle est l'aube d'un divin jour.
C'est un enfant par l'innocence,
C'est une vierge par l'amour.

Salomon soupirait vers elle,
Lassé des plaisirs vains et fous :
« Venez, vous êtes toute belle
Et nulle tache n'est en vous.

« Venez, ma tourterelle tendre ;
L'hiver a duré trop longtemps.
Que votre voix se fasse entendre,
Car votre voix, c'est le printemps. »

Mais la vierge, aux jardins mystiques
Reste, avec l'Agneau dans ses bras.
Et le Cantique des Cantiques
C'est l'Agneau qui le dit tout bas.

S'il s'est fait agneau, c'est pour elle,
Comme il s'est fait homme pour nous.
Il a pris la toison mortelle
Pour reposer dans ses bras doux.

Sur sa poitrine blanche et fraîche
Il se blottit comme un oiseau.
C'est Noël, et voici la crèche,
Voici le nid et le berceau.

Bien loin de la rage infernale,
Du monde obscur, du loup hagard,
La douce mère virginale
Lève aux cieux son calme regard.

Des lis sont dans sa robe blanche,
Mais sachant que l'homme est méchant,
L'agneau le regarde et se penche
D'un petit air triste et touchant.

Sa vague plainte semble dire :
« Je suis las, le monde est mauvais ;
La dent mord, l'épine déchire.
Je mourrais, si je ne t'avais. »

Et le Dieu doux, l'Agneau qui bêle,
En ce chaste Eden à l'écart,
Trouve l'Innocence si belle
Qu'il s'endort à son bleu regard.

Dans ses bras, sous ce frais sourire,
Sur ces tiges de lis fauchés
Il s'endort, las du long martyre
De sa croix et de nos péchés.

A l'entour, la jeune Nature
S'ouvre en jardins mystérieux,
Bosquets d'ombre où l'eau bleue et pure
Donne, à qui boit, la soif des cieux.

Dans le grand désert de ce monde
La Grâce est la verte oasis
Où sourit l'Innocence blonde
Tenant l'agneau, serrant les lys.

L'Eden est encor sur la terre !
Comme Agnès dans le cachot noir,
L'âme pure a son frais mystère,
Son jardin d'extase et d'espoir.

Ce qu'ignorait le grand Apelle,
Ce que Platon ne savait pas,
Ce doux portrait me le révèle,
Cette enfant me le dit tout bas.

Et dans ce monde sombre et triste,
De ce rayon du divin jour
Je bénis la mère et l'artiste.
Et je rêve d'un vaste amour.

Noël 1903.

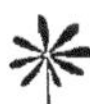

La Grâce.

*

Un matin, la Sagesse austère,
Vieille prêtresse au teint fané,
Sur les blancs chemins de la terre
Traînait son grand corps décharné.

Elle avait prêché continence,
Paix, douceur, Dieu que l'esprit sert;
Elle avait vécu d'abstinence
Et parlé dans un grand désert.

L'Humanité folle et fragile
Prisait peu ses discours divins,
Préférant à son évangile
Le fumet des chairs et des vins.

Mal accueillie et mal comprise,
Elle allait, les yeux abattus.
Dans un pli de sa jupe grise,
Lasse, elle emportait les vertus.

Elle emportait loin de nos fanges,
Au ciel où retournaient ses pas,
Ces débris du festin des anges,
Dont les hommes ne voulaient pas;

Comme un mendiant sur les routes
Qui s'en va, rebuté, perclus,
Sa besace pleine des croûtes
Dont le chien bourgeois ne veut plus.

Par instants un frisson de foudre
Sillonnait ses yeux noirs et fiers;
Quand son talon frappait la poudre
Il en jaillissait des éclairs.

Mais dans son hégire superbe
La Sagesse qui s'enfuyait,
Soudain, près d'un sentier, dans l'herbe
Vit une fleur qui souriait.

C'était une fillette douce
Aux yeux profonds et recueillis,
Qui dans la candeur et la mousse
S'épanouissait comme un lis.

Elle était si fraîche et si belle
Là, dans l'ombre, au bord des ruisseaux,
Qu'il semblait que ce fût pour elle
Que chantaient les petits oiseaux.

Doux ange enfui qui se dérobe
Au grand Paradis du Bon Dieu,
Elle avait du ciel sur sa robe
Bleue, et du ciel en son œil bleu.

L'Infini brillait dans l'atome.
Que les Cieux sont beaux, tout petits!
Mieux que saint Paul ou Chrysostome
Elle parlait du Paradis.

Elle en parlait sans en écrire;
Pour vaincre la Science et l'Art,
Humble, elle n'a que son sourire;
Vierge, elle n'a que son regard.

De l'Esprit, dans son âme pure,
Les sept dons cachent leur trésor;
Le soleil pour sa chevelure
Frise et tresse des rayons d'or.

La rose pourpre sur sa joue
Verse ses fraîcheurs de satin,
Et dans sa prunelle se joue
La perle humide du matin.

En voyant la Prêtresse austère,
Elle eut un geste gracieux.
La Sagesse fuyait la terre,
L'Innocence arrivait des cieux.

— Bonjour, enfant, dit la Sagesse
— Bonjour, madame, dit l'enfant.
Et toutes deux, reine et princesse,
Se rapprochèrent en rêvant.

— Où fuyez-vous? — Vers l'autre rive,
Loin des hommes, ces cœurs perdus.
Je retourne au ciel. — J'en arrive.
Et qu'emportez-vous? — Les vertus.

— Donnez-les-moi, que je les garde!
Elle avait des yeux caressants.
Et la Sagesse la regarde :
— Soit, lui dit-elle, j'y consens.

Mais, ô miracle, ô fleurs écloses!
En touchant cet ange à l'œil pur,
Les vertus deviennent des roses
Dans sa douce robe d'azur.

Va chez les loups, bel agneau tendre,
Sois l'apôtre des cœurs perdus.
Dans ces vases d'ombre et de cendre
Tes fleurs germeront des vertus.

Rien que par ta fraiche présence
Donne aux hommes, troupeau charnel,
Des tentations d'innocence
De foi, d'amour, d'espoir, de ciel.

La Sybille a fui. Sa rudesse
Faisait peur à l'Humanité.
Elle s'appelait la Sagesse,
Mais tu t'appelles la Beauté!

Elle était la voix qui sait dire;
Elle avait le sceptre en sa main.
Mais il lui manquait le sourire,
Pour convertir le genre humain.

Elle avait le glaive qui blesse,
Et le grand verbe triomphant.
Mais il lui manquait la faiblesse ;
Il lui manquait d'être un enfant!

Dieu pour sa grande œuvre profonde,
Brise le cèdre et le puissant.
Il a besoin pour faire un monde,
De l'insecte et de l'innocent

Lis, colombe, vierge et bergère
Sont les forces que Dieu rêva.
Pour vaincre, toi pure et légère,
Tu t'appelles *la Grâce :* Va!...

Et la Grâce alla chez les hommes,
Que la Sagesse avait maudits.
Nous avons, dans l'ombre où nous sommes,
Touché ses fleurs de paradis.

Et dès lors ce n'est plus le livre,
Ni la Science, ni Platon,
Ni Moïse altier, qui nous livre
La clé du ciel et du pardon.

Nous la trouvons dans la main fraîche
D'un Enfant tombé du ciel bleu.
Et c'est la Grâce qui nous prêche, —
La douce *grâce* du bon Dieu.

La Légende du Myosotis.

*

Par les sentiers tout frais de sève,
A petits pas, dans leur bonheur
Ils cheminaient... (la joie est brève),
Au bouquet divin de leur rêve
Ajoutant sans fin quelque fleur.

— « Oh ! celle-ci ! vois, lui dit-elle,
N'est-ce point « la fleur à Bon Dieu » ?
Quel est le nom dont on l'appelle ?
Elle est bleue et mignonne et belle
Comme l'amour et l'oiseau bleu.

« Parfois, le soir, je fais le songe
De cueillir l'étoile, ma sœur ;
Mais dans l'infini Dieu la plonge.
Pourtant mon vœu n'est point mensonge,
La voici l'étoile du cœur.

« Scintillante et toute petite,
Doux point bleu, baiser d'azur frais...
Oh ! dis, va me la cueillir vite.
Mais non ! car le ravin l'abrite
De nos jolis doigts indiscrets... »

Mais lui déjà, l'âme charmée,
Sans souci du ravin grondant,
S'élançait parmi la ramée.
Le désir de la bien-aimée
Parlait plus haut que le torrent.

Il descend, se penche, s'approche,
Il va saisir la fleur d'amour,
La saisit... — soudain sur la roche
Glisse, en vain d'un doigt s'y raccroche,
Roule et s'engouffre au torrent sourd.

Mais il a jeté sur la rive,
Perlé des ondes du trépas,
L'astre bleu dont l'amour s'avive,
Et ce cri qui vers Elle arrive :
« Aimez-moi ! Ne m'oubliez pas ! »

Votre cœur aussi, pauvre mère,
Avait son tendre myosotis,
Sa fraîche étoile, sa chimère,
Fleur du ciel sur la pente amère
De nos ravins noirs et maudits.

Au doux printemps de votre vie
Vous aviez rêvé la cueillir.
Un Dieu se prête à votre envie.
Vous la teniez, l'âme ravie,
Quand un coup vous fit défaillir.

En ses gouffres que nul ne sonde
La terre engloutit cœurs et fleurs.
Une fleur, parfois, c'est un monde !
Il vous a roulée en son onde
Le divin torrent des douleurs.

Mais alors, là-haut, vers la cime,
A ce Dieu, cruel ici-bas,
Vous avez jeté, de l'abîme,
Votre fleur et ce cri sublime :
« Aimez-moi ! ne m'oubliez pas ! »

Oui, toute humide et fraîche éclose,
En sa douce robe d'azur
Où l'Ange en jouant mit des roses
(Le myosotis a son point rose),
Vous l'avez donnée au Dieu pur.

Mais Lui, pour les cœurs qu'il entame
A des parfums délicieux.
Et, depuis ce jour, — bleu dictame —
Vous avez, mère, au fond de l'âme,
Un *aimez-moi* tombé des cieux.

Le Chant d'une Mère.

·⁂·

Vous me l'avez prise, ô mon Dieu !
La douleur peut être une fête.
J'ai pleuré sous votre Ciel bleu.
Que votre volonté soit faite !

A genoux, je viens vous offrir
L'enfant que vous m'avez ravie.
Mon cœur ne peut pas plus souffrir !
C'est le plus beau jour de ma vie.

Vous êtes le Dieu trois fois saint.
Je la serrais sur ma poitrine.
O Jésus ! je pleure à ton sein
Et je bois ta coupe divine.

Elle allait, pour moi, d'un doigt prompt
Cueillir les belles fleurs écloses.
Jésus, l'épine de ton front
A le même encens que ses roses !

Elle riait sur mes genoux,
M'enveloppant de ses tendresses.
Mais quoi ! vos coups, Seigneur, vos clous
Sont aussi doux que ses caresses !

En son nid blanc, parmi les fleurs,
Elle dormait, comme elles fraîche.
Jésus, ta croix sombre où je meurs
De mon âme est la blanche crèche.

Est-ce du fiel, est-ce du miel
Que vous versez dans vos calices?
Je souffre, ô Dieu, mais dans le ciel!
Mes tortures sont des délices!

C'est que, comme au Cirque romain
Les bienheureux dans leur martyre,
Au-dessus de mon deuil humain
Je vois mon archange sourire.

C'est que je le sens dans mon cœur.
Oh! sa douce étreinte de flamme!
Est-ce que nos anges, Seigneur,
Font leur paradis dans nos âmes?

La Mort l'a prise, mais la Foi
Me la rend, joyeuse et vivante.
Je vis en vous, comme elle en moi;
Et mon âme en est rayonnante.

Il faut bien qu'il soit triomphant
Votre doigt sublime, pour faire
Avec cette mort de l'enfant,
O Dieu, ce bonheur de la mère.

Il faut bien qu'elle soit d'un Dieu
Votre force pour qu'elle tire
De ce gouffre noir ce ciel bleu,
De ce désespoir ce sourire!

Il faut qu'au ciel un Tout-Puissant
Règne dans sa gloire et sa grâce,
Puisqu'un cœur baigné dans son sang,
Brisé par vous peut rendre grâce!

Vous avez pu dans l'infini
Jeter les soleils et les sphères,
Puisque j'ai dit : « Soyez béni! »
Là, sur sa tombe, moi, la mère!

Vous avez pu mourir en croix
Et l'Ecriture n'est point fausse,
Puisque j'ai pu dire : « Je crois
A votre amour », là, sur sa fosse!

Vous pouvez, croissant en pâleur,
Blêmir jusqu'à l'Eucharistie!
Je sens Dieu vivre en ma douleur!
La victime croit à l'Hostie!

Quand de votre autel dans mon cœur,
Le matin, vous daignez descendre,
Un ange se joint au Seigneur!
Votre visite en est plus tendre.

Il me semble écouter vos voix
Qui se mêlent dans ma poitrine.
Et je les confonds quelquefois,
L'angélique avec la divine.

O Dieu doux, fait petit enfant
Pour créer dieux nos enfants roses,
Est-ce vous, seigneur au lis blanc ?
Est-ce toi, douce vierge aux roses ?

Bêlant près de mon noir ravin,
Roucoulante au bord de ma tombe,
Est-ce vous, bel Agneau divin ?
Est-ce toi, ma blanche colombe ?

Et dans mon pauvre cœur tremblant
Je les reçois, groupe fidèle :
La colombe sur l'agneau blanc,
Le lion sous la tourterelle.

Ils viennent, des cieux de splendeur,
Me chanter leur épithalame.
Elle fait son nid dans mon cœur ;
Il a sa tanière en mon âme.

Du ciel ainsi j'ai mon lambeau.
Ah ! ce n'est point le ciel suprême !
Mon « paradis » est un « tombeau ».
Mais c'est mieux que la terre même.

De ce monde où la rose en pleurs
S'entr'ouvre en un étui d'épines,
Elle n'a connu que les fleurs,
Avant les extases divines.

Dieu ne l'a fait boire ici-bas
Qu'au ruisseau de lait des enfances,
Ne lui voulant point nos combats,
Nos soucis, nos deuils, nos offenses.

Je rêvais pour elle bonheur,
Nectar divin sans goutte amère,
Paix, lumière et grâce... — O Seigneur,
Vous avez exaucé la mère !

C'est pourquoi je pleure, ô mon Dieu,
Tandis que, sur mes cils en larmes,
Un rayon de votre ciel bleu
Tremble en arc-en-ciel plein de charmes.

C'est pourquoi, d'un chant triomphant,
Mère orpheline en ma nuit noire,
Mon cœur chante avec mon enfant...
— Car ils sont tous deux dans ta gloire !

TABLE DES MATIÈRES

LYON. — IMPRIMERIE EMM. VITTE, RUE DE LA QUARANTAINE, 18.

DU MÊME AUTEUR

POÉSIE

Idées en Fleurs.
Sonnets Intimes.
Les Deux Ailes de l'Ame.
Le Bois Sacré.

PROSE

Ernest Hello.
Numa Boudet.
Au Large.
La Religion de l'Esprit Large.

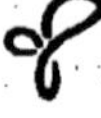

www.ingramcontent.com/pod-product-compliance
Ingram Content Group UK Ltd.
Pitfield, Milton Keynes, MK11 3LW, UK
UKHW012053240726
13965UKWH00003B/1259